BEI GRIN MACHT SICH IHR WISSEN BEZAHLT

AF167146

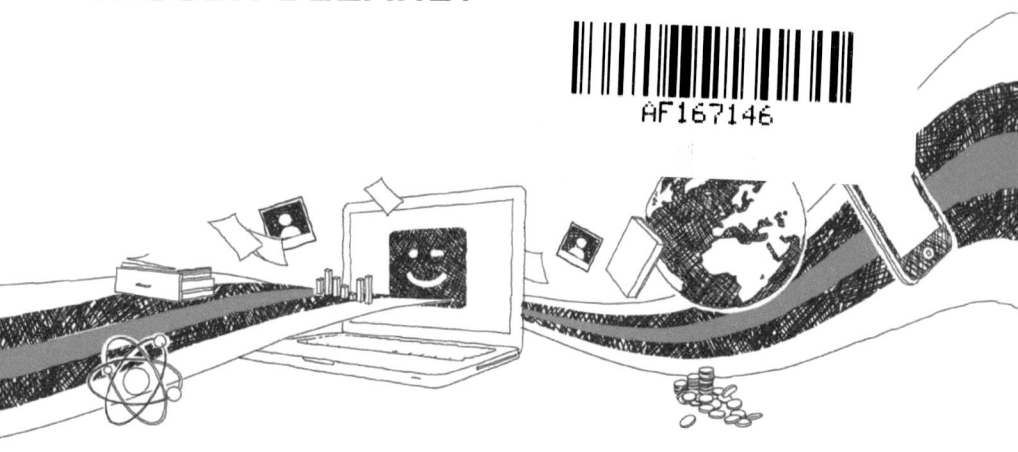

- Wir veröffentlichen Ihre Hausarbeit,
  Bachelor- und Masterarbeit

- Ihr eigenes eBook und Buch -
  weltweit in allen wichtigen Shops

- Verdienen Sie an jedem Verkauf

Jetzt bei www.GRIN.com hochladen und kostenlos publizieren

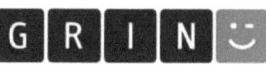

Präoperative Angst. Pflegerische Interventionen zur Reduzierung der Angst vor einer Herz-OP

Maurice Troller

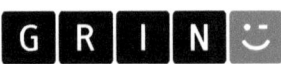

Bibliografische Information der Deutschen Nationalbibliothek:

Die Deutsche Nationalbibliothek verzeichnet diese Publikation in der Deutschen Nationalbibliografie; detaillierte bibliografische Daten sind im Internet über http://dnb.d-nb.de abrufbar.

ISBN: 9783346518170
Dieses Buch ist auch als E-Book erhältlich.

Druck und Bindung: Books on Demand GmbH, Norderstedt Germany
Gedruckt auf säurefreiem Papier aus verantwortungsvollen Quellen

Das vorliegende Werk wurde sorgfältig erarbeitet. Dennoch übernehmen Autoren und Verlag für die Richtigkeit von Angaben, Hinweisen, Links und Ratschlägen sowie eventuelle Druckfehler keine Haftung.

Das Buch bei GRIN: https://www.grin.com/document/1141577

Präoperative Angst

Die Operation als Ursache

F18-2

Diplomarbeit

13.01.2020

Höhere Fachschule
Gesundheit & Soziales Aarau

Inhaltsverzeichnis

1 Situationsbeschreibung

1.1 Ausgewähltes Phänomen

Erwachsene Patienten und Patientinnen mit Herzerkrankungen haben oft Angst vor Herzoperationen. Dies zeigt sich durch Unruhe, Nervosität, Weinen, Schlaflosigkeit und Hypertonie. Die Patienten und Patientinnen wirken sehr gestresst und äussern dies auch. Um sich in der Nacht ausruhen zu können sind sie auf schlaffördernde, sedierende oder angstlösende Medikamente angewiesen, die wenig Wirkung zeigen. Vor der Operation wirken sie sehr angespannt oder sind weinerlich. Sie haben keinen Einfluss auf die Situation und fühlen sich machtlos oder ausgeliefert. Als Folge ihrer emotionalen Verfassung gehen sie aufgewühlt in die Operation.

1.2 Paradigmatischer Fall

Frau J. trat bei uns auf der Station aufgrund einer Angina Pectoris ein. Bei ihr war die Operation für einen koronaren Bypass geplant. Ich betreute Frau J. beim Eintritt. Ich führte nicht den vollständigen Eintritt durch, sondern nur Teile davon, wie u.a. das EKG schreiben. Sie trat am Donnerstag ein, die Operation war für den folgenden Freitag geplant. Aus mir unbekannten Gründen wurde die Operation auf Montag verschoben, und Frau J. blieb übers Wochenende stationär bei uns.

Laut Pflegebericht hatte sie schlaflose Nächte, zeigte Nervosität und war hin und wieder weinerlich. Der Arzt wurde informiert, und sie erhielt Zolpidem als Fixmedikation und Temesta in Reserve. Weitere Interventionen wurden nicht durchgeführt, ansonsten war Frau J. selbstständig. Sie war in einem Viererzimmer und unterhielt sich oft mit den anderen Patientinnen. Am Montag betreute ich sie bereits am Morgen. Da sie selbstständig war, war ich nicht oft bei ihr. Sie wirkte anfangs auf der ersten Morgenrunde, als ich die Medikamente brachte, ruhig auf mich. Später im Gespräch bemerkte ich ihre Unruhe. Im Gespräch teilte sie mir mit, sie hätte eine schlechte Nacht gehabt und mache sich Sorgen über ihren Krankheitsverlauf. Ihre Nervosität zeigte sich auch übers Wochenende in Form von erhöhten Blutdruckwerten. Ich fragte sie, ob sie noch Fragen zum Eingriff habe, was sie verneinte.

Ich wusste bereits in dieser Situation nicht mehr, wie ich mit ihrer Angst umgehen soll. Als wir sie am Mittag zum Operationssaal transportierten, brach sie in Tränen aus. Wir versuchten sie zu beruhigen und fragten nach den Gründen ihrer Angst. Sie sagte, dass sie Bekannte habe, bei denen die Herzoperationen mit Komplikationen verliefen oder teils sogar zum Tode geführt hatten. Auch habe sie dies immer wieder in den Medien gelesen oder gesehen. Wir versuchten sie auf dem Weg im Gespräch zu beruhigen, indem wir ihr versicherten, in guten Händen zu sein. Sie werde von einem guten Arzt betreut, der schon sehr viele dieser Eingriffe erfolgreich durchgeführt habe. Dies schien nur wenig zu helfen. Sie beruhigte sich kaum und weinte immer noch. Es war ein sehr kurzer Weg zum OP, daher liess sich nichts mehr machen. Wir wünschten ihr alles Gute, als wir uns verabschiedeten. Ich wusste nicht, was ich an jenem Morgen oder in der beschriebenen Situation anders hätte machen können, um ihre Angst ein wenig zu reduzieren. Die Operation verlief komplikationsfrei, und Frau J. konnte ein paar Tage später nach Hause oder in die Rehabilitation austreten.

1.3 Begründung der Wahl

Ich arbeite auf einer Herz-Thoraxchirurgie mit erwachsenen Menschen im Alter von 50 bis 60 Jahren, teilweise sind sie auch jünger. Die Angst vor einer Herzoperation kommt oft vor. Ebenfalls oft kommt vor, dass die Patienten und Patientinnen wegen der Angstzustände auf Reservemedikation angewiesen sind, um in der Nacht schlafen zu können. Diese zeigen jedoch oft keinerlei Wirkung. Da ich in dieser Ausrichtung neu bin, interessieren mich die Gründe dieses Phänomens und auch die Möglichkeiten zur Unterstützung der Patientinnen und Patienten.

1.4 Problemstellung des paradigmatischen Falles

Ich bin neu in dieser Fachausrichtung. Dadurch werde ich mit neuen Situationen, Diagnosen und Problemen konfrontiert. An meinen vorherigen Arbeitsorten hatte ich bisher nie mit präoperativen Massnahmen zu tun, weshalb mir die Erfahrung und Ideen zu möglichen Massnahmen in solchen Situationen fehlen. Ich finde die gezielte Abgabe von Medikamenten keine schlechte Lösung, oft ist sie in meinen Augen der zu einfache Weg.

Aus diesem Grund stellte ich mir die Frage, welche Interventionen helfen könnten, um als Pflegefachperson den Patienten oder die Patientin bei der Überwindung der Angst zu unterstützen, oder welche Massnahmen es gibt, die vor den Operationen selbstständig angewendet werden könnten.

Der Patient oder die Patientin tritt in der Regel am Vortag der Operation am Nachmittag oder am frühen Abend ein. Selten wird die Operation verschoben. Das bedeutet, die Zeit vom Eintritt bis zur Operation ist kurz und das Zeitfenster für unterstützende Interventionen ebenfalls. Das führt mich zur gleichen Frage:
was ist in dieser kurzen Zeit überhaupt möglich?

1.5 Fragestellung zum beschriebenen Phänomen

Welche pflegerischen Interventionen reduzieren in der Zeit zwischen dem Eintritt und dem geplanten Eingriff die Angst vor einer Herzoperation bei erwachsenen Patienten und Patientinnen mit Herzerkrankungen, damit diese nicht in so grosser Anspannung operiert werden müssen?

1.6 Zielsetzungen in Bezug zum paradigmatischen Fall

1. Drei Möglichkeiten, die Frau J. erlernen und anwenden kann, um die Angst zu reduzieren, sind beschrieben.
2. Ich erläutere drei Interventionen, die Pflegefachpersonen bei Frau J. anwenden können, um deren Angst zu reduzieren.

2 Bearbeitung der Fragestellung

In diesem Schritt recherchiere ich zu meiner Fragestellung in der Literatur. Zentrale Fragestellungen sind:

- Wie wird Angst definiert?
- Welche Merkmale gibt es, und was sind die Ursachen und Folgen der präoperativen Angst?

Dies und Weiteres versuche ich in diesem Schritt zu erläutern.

2.1 Angst

2.1.1 Definition

Gemäss Definition ist Angst ein «Unbestimmtes Gefühl des Unbehagens oder der Bedrohung, das von einer autonomen Reaktion begleitet wird (häufig unbestimmte oder dem Individuum unbekannte Quelle); eine Besorgnis, die durch die vorweggenommene Gefahr hervorgerufen wird. Es ist ein Warnsignal für drohende Gefahr und ermöglicht dem Individuum, Massnahmen zum Umgang mit dieser Gefahr einzuleiten.» (Doenges, Moorhouse & Murr, 2018, S. 148-150).

Es gibt drei verschiedene Stufen der Angst, die unterteilt werden. Diese werde ich untenstehend erläutern.

2.1.1.1 Sorge, Vorsorge, Unsicherheiten

Dies ist die erste Stufe. Sie ist gekennzeichnet durch eine übertriebene Wahrnehmung der eigenen Körperempfindungen, die durch eine Besorgnis des Menschen hervorgerufen wird. Sie führt zu einem Gefühl des Aufgeregt-Seins.

2.1.1.2 Angst

Die zweite Stufe ist die Angst. Diese kann real, unreal, eine Eigenschaft oder ein Zustand einer Person sein.

Eine Angst als Zustand ist vorübergehend. Sie ist gekennzeichnet durch Anspannung und Nervosität, was die betroffene Person als Erfahrung mitteilen kann.

Die Angst als Eigenschaft beschreibt die Angst, die bei einer Vielzahl von Objekten bei den Betroffenen zu Erlebens- und Verhaltensweisen führen, diese Objekte als Bedrohung wahrzunehmen, auch wenn keine Bedrohung besteht.

Die reale Angst signalisiert Gefahren und stellt beim gesunden Menschen Energie bereit, um diese ohne Schäden zu überwinden.

Als unreale Angst werden Phobien verstanden, die aus einer Fantasiewelt der Betroffenen entspringen und krank machen können.

2.1.1.3 Panik

«Eine Panik entsteht durch ein Übermass von Angst und wird als destruktives Erlebnis bezeichnet. Sie kann extreme oder zerstörerische Reaktionen hervorrufen, welche ein gezieltes Handeln blockiert» (Bühlmann, 2015, S. 82).

2.1.2 Merkmale

Die Liste der Merkmale ist sehr gross. Daher entschied ich mich, mich auf die objektiven und subjektiven Merkmale zu beschränken, die auf den paradigmatischen Fall von Frau J. zutreffen.

Bezug	Subjektiv	Objektiv
Verhaltensbezogen	Schlafstörung	Ruhelosigkeit
	Besorgt über die Veränderung im Leben	
Gefühlsbezogen	Besorgnis	
	Unsicherheit	
Kognitiv	Furcht	Grübeln
Sympathisches Nervensystem	Herzklopfen	Anstieg der Herzfrequenz
		Erhöhter Blutdruck

(Doenges, Moorhouse & Murr, 2018, S.148-150)

2.1.3 Ursachen präoperativer Angst

Für die Angst im Krankenhaus gibt es viele verschiedene Gründe. Diese beginnen beim Eintritt in das Krankenhaus. Für die meisten der Patienten und Patientinnen ist es eine ungewohnte Umgebung mit neuen Strukturen und Abläufen. Ein stationärer Aufenthalt führt bei den Patienten und Patientinnen zu einem Kontrollverlust und einer Überschreitung ihrer Schamgrenze. Sie legen ihr Leben in die Hände von anderen, unbekannten Personen. Dies kann zur Folge haben, dass Patienten und Patientinnen sich hilflos, ohnmächtig oder auch ausgeliefert fühlen.

Es gibt verschiedene Faktoren, die diese bereits bestehende Angst verstärken können. Dazu gehören u.a.

- unzureichende Informationen,
- unverstandene Arztvisiten oder
- eine mangelnde Kommunikation zwischen dem Patienten oder der Patientin und dem Behandlungsteam.

Die präoperative Angst kann ebenfalls aus verschiedenen Gründen entstehen:

- Nebenwirkungen des Behandlungsverfahrens,
- die Mitteilung einer schwerwiegenden Diagnose oder
- neu gefundene Diagnosen

können zu dieser Angst führen. Manche Patienten oder Patientinnen haben Todesangst, fürchten sich davor, nicht mehr aufzuwachen, mit Verletzungen, Verstümmelungen oder Angst, die Angehörigen mit Infektionskrankheiten zu gefährden, sein oder die eigene Kontrollfähigkeit aufgrund von Komplikationen zu verlieren (vgl. Steinmayr, Pritchard, Reuschenbach & Lotz, zitiert in Richter, 2018, S. 24-25).

2.1.4 Folgen präoperativer Angst

Eine akute Angst nimmt in der Regel wieder ab. Vor der Operation ist sie erst hoch, nimmt im Laufe der Zeit jedoch wieder ab.

Unverändert kann die Angst nach dem Eingriff zu einem höheren Schmerzmittelverbrauch, längerer Aufenthaltszeit oder einer labileren Verfassung führen, wenn die Patienten oder Patientinnen nicht in der Überwindung ihrer Angst unterstützt werden, sei es von Angehörigen oder dem Pflegepersonal (vgl. Steinmayr & Krohne, zitiert in Richter, 2018, S. 26).

2.2 Was tun gegen die Angst?

Als Patient oder Patientin ist es sinnvoll, ein Handy oder einen MP3-Player mit der eigenen Lieblingsmusik zur Entspannung mitzubringen. Lesen, Rätsel lösen oder Gespräche zur Ablenkung können ebenfalls hilfreich sein. Wichtig ist es, dem Klinikpersonal die Sorgen oder Ängste mitzuteilen, somit eine hilfreiche Unterstützung angeboten werden kann. Anstelle mit dem Klinikpersonal (Ärzte/Pflege) kann auch ein Gespräch mit einem Psychologen geführt werden, um eine Lösung zu finden.

Beruhigende Medikamente können mitgebracht werden, sollten aber nicht selbstständig ohne Abklärung mit dem Arzt eingenommen werden. Dies könnte Auswirkungen auf die Operation haben.

Um weniger angespannt einzutreten, sollte im Vorfeld, also bereits vor der Anreise, eine Entspannung stattgefunden haben. Bei Schlaflosigkeit hilft es, sich einfach auszuruhen, anstatt gegen den Schlaf anzukämpfen.

Eine weitere Hilfe können Glücksbringer oder vertraute Düfte wie Rasierwasser oder Parfüm sein. Diese können ein Wohlgefühl auslösen. Auch ein leichtes Essen vor dem Eintritt, sofern das Nüchtern-Sein nicht verordnet ist, kann sich entspannend auswirken (vgl. Herz- und Diabeteszentrum Nordrhein-Westfalen, 2019, o.S.).

Massnahmen, die von Seite der Pflegefachpersonen durchgeführt werden können, werde ich in der Folge erläutern.

2.2.1 Mit eigener Angst umgehen

Seitens des Pflegepersonals ist das Erlernen des Umgangs mit der eigenen Angst wichtig. Eigene Gefühle zu zeigen ist kein Zeichen von Unprofessionalität, so wie viele glauben.

Die Angst der Pflegenden führt bei den Pflegepersonen zu Abwehrmechanismen wie Vermeidung des Blickkontakts, demonstrieren des Zeitmangels oder Banalisieren von Gefühlen. Diese Mechanismen können dazu führen, dass die Angst bei den Patienten und Patientinnen verstärkt wird. (vgl. Henze, Khoröde-Warnken & Schlechtriemen-Koss, zitiert in Richter, 2018, S. 27)

2.2.2 Angstmessung

Die Angst in Zahlen zu erfassen ist nicht einfach. Angst ist ein subjektives Gefühl und somit individuell. Zur Erfassung der präoperativen Angst gibt es verschiedene Messinstrumente.

2.2.2.1 State-trait-Anxiety Inventory (STAI)

Beim STAI handelt es sich um einen Fragebogen, der 1970 von Spielberger, Gorsuch und Lushene entwickelt wurde. Somit können die aktuelle («state») und die habituelle («trait») Angst erfasst werden. Durch den Fragebogen können Beziehungen und situative Einflüsse auf die Angst erfasst werden. Das Bearbeiten dauert ca. drei bis sechs Minuten, die Fragen sind einfach formuliert (vgl. Johannssen & Frenzel, 2014, S. 186).

2.2.2.2 Visual Analogue Scale (VAS: Visuelle Analogskala)

Die VAS stellt eine der geläufigsten Arten der Angsterfassung dar. Damit können die Betroffenen ihre Angst auf einer horizontalen Linie markieren. Die Skala reicht von «keine Angst» bis zu «grösst mögliche Angst» (vgl. Price et al., zitiert in Johannssen & Frenzel, 2014, S 187). Die VAS Skala wird nicht nur zur Angsterfassung verwendet, sondern auch häufig zur Schmerzerfassung (VAS-Pain) und zur Erfassung von Sorgen (Worrying-VAS) (vgl. Morard, zitiert in Johannsen & Frenzel, 2014, S. 187).

2.2.2.3 Beck Anxiety Inventory (BAI)

Dieses Assessment wurde 1988 von Dr. Aaron T. Beck entwickelt. Es handelt sich um ein Multiple-Choice-Selbstbewertungsverfahren mit 21 Fragen zur Erfassung des Schweregrads der Angst.

Der Test beinhaltet Fragen zu verschiedenen Symptomen der Angst wie Schwitzen oder Unruhe. Dabei wird jedes Element auf einer Skala von 0 bis 3 bewertet. 0 bedeutet «nicht/nie», 3 bedeutet «stark/immer». Insgesamt lässt sich eine Punktzahl von 0 bis 63 erreichen, wobei ein Resultat zwischen 0 und 9 ein normales Niveau der Angst bedeutet (vgl. Johannssen & Frenzel, 2014, S. 186).

Das Ziel dieses Assessments ist die Identifikation von Patienten und Patientinnen mit einer ausgeprägten präoperativen Angst. Um das Angstmanagement sinnvoll zu gestalten, sind drei Inhalte wichtig: das Assessment, die Interventionen und die Information an die Betroffenen (vgl. Steinmayr & Reuschenbach, zitiert in Johannsen & Frenzel, 2014, S. 187).

2.2.3 Ansprechen

Um Betroffene in ihrer Angstbewältigung unterstützen zu können, ist es seitens Pflege wichtig, Wissen über diese Angst zu haben. Nicht alle sprechen offen über ihre Gefühle, zeigen sich aber dankbar, wenn sie darauf angesprochen werden. Falls Pflegende Hinweise zu Angst erkennen, ist es am leichtesten, während des Anamnesegesprächs oder im Verlauf der Betreuung mehr Informationen darüber zu sammeln. Parallel dazu können Information über die Copingstrategien der Betroffenen gesammelt werden. Anhand einer Skala, zum Beispiel der visuellen Analogskala (VAS) oder der numerischen Ratingskala (NRS), lässt sich die Angst am genausten erfassen (vgl. Bühlmann, 2015, S. 94).

2.2.4 Beruhigen

Eine weitere Methode zur Angstlinderung ist die Beruhigung. Diese Intervention umfasst die Kommunikation mit der betroffenen Person, um ihr zu zeigen, dass sie in Sicherheit ist. Studien beweisen, dass der Angstpegel durch die Beruhigung deutlich sinkt.

Ein wichtiger Aspekt der Beruhigung ist die Information. Betroffene wollen über das Prozedere und ihre aktuelle Situation informiert werden.

Die Information hat auch ihre Kehrseite. Nicht sorgfältig ausgewählte Information kann den Betroffenen zusätzliche Gefahren aufzeigen und ein erneutes Ansteigen der Angst nach sich ziehen (vgl. Bühlmann, 2015, S. 95).

Zur Beruhigung gibt es fünf Massnahmenkategorien:

Massnahme	Beschreibung
Voraussagen machen	Als Pflegefachperson werden dem Patienten oder der Patientin optimistische oder sicherheitsorientierte Informationen gegeben, um ihnen Sicherheit zu vermitteln.
	Diese Aussagen werden mit solchen Aussagen wie «Es wird ihnen nachher besser gehen» kombiniert.

Massnahme	Beschreibung
Unterstützung	Die Pflegefachperson umsorgt die Betroffenen, sie vermitteln Nähe und Unterstützung. Dies geschieht verbal oder nonverbal.
Selbstkontrolle fördern	Der Patient oder die Patientin werden angeleitet, selbstständig Entspannungstechniken durchzuführen.
Ablenkung	Die Betroffenen werden durch die Pflegefachperson von dem angstauslösenden Faktor distanziert. Das Problem wird nicht gelöst, aber es wird Ablenkung geschaffen.
Direktes Tun	Diese Massnahme ähnelt der Ablenkung. Die Betroffenen werden durch Tätigkeiten, die ihre volle Konzentration benötigen, abgelenkt. Dazu müssen sie von der Pflegefachperson ermutigt werden.

(vgl. Bühlmann, 2015, S. 96)

2.2.5 Präoperative Pflegevisite

Eine Möglichkeit, die Angst zu reduzieren, stellt die präoperative Pflegevisite durch das OP-Pflegepersonal dar. Das Ziel ist, offene Fragen zu klären und Informationen zu geben, um die Ängste der Patienten und Patientinnen zu klären.

Möglichkeiten sind die Aufklärung über

- den operativen Ablauf,
- die Narkose,
- anatomische Veränderungen,
- bevorstehende Schmerzen,
- Mobilitätseinschränkungen oder
- die bevorstehende Rehabilitation.

Dies kann durch Fachkräfte mündlich oder audiovisuell weitergegeben werden.

Durch die präoperative Pflegevisite ist es möglich, dem Patienten oder der Patientin Bewältigungsstrategien wie beruhigende Selbstgespräche oder Entspannungstechniken beizubringen. Um das Ganze sinnvoll und für die Patienten oder Patientinnen stimmig zu gestalten, muss dieselbe OP-Pflegeperson sowohl bei der Visite als auch bei der Operation eingeteilt sein. Sie sollte die gleiche Kleidung tragen, die sie am Operationstag tragen wird, um dem Patienten oder der Patientin eine Orientierung zu geben. Grundsätzlich muss sie dazu bereit sein, das ganze Prozedere durchzuführen (Mehraufwand). Zudem muss genügend Zeit dafür vorgesehen werden (Einteilung) (vlg. Meineke-Wolf, zitiert in Dellaa, 2012, S. 39).

Mit der präoperativen Pflegevisite können die Ängste nicht vollständig vom Patienten oder der Patientin genommen werden. Sie können zumindest reduziert werden. Für den Patienten oder die Patientin ist es eine Möglichkeit, entspannter und gut informiert auf die Operation zuzugehen, weil im Vorfeld Fragen geklärt werden konnten und er/sie sich mit der bevorstehenden Operation und den Umgebungsfaktoren auseinandersetzen konnte.

Um dies erfolgreich durchzuführen, ist es wichtig, dass die Betroffenen vom Pflegepersonal in ihrer Gefühlssituation ernst genommen werden. Dies setzt Wertschätzung und Empathie voraus.

Den Patienten und Patientinnen sollten Wege zu einem positiveren Umgang mit Sorgen, Befürchtungen und Unsicherheiten aufgezeigt werden. Dadurch sind präoperative Pflegevisiten gut geeignet für die Menschen vor einer Operation. Sie helfen ihnen, mehr Sicherheit zu finden (vgl. Kolbe-Alberdi, zitiert in Dellaa, 2012, S. 40).

2.2.6 Entspannungstechniken

Entspannungsübungen können im Umgang mit der Angst sehr hilfreich sein. Durch die körperliche (Blutdruck, Atmung, etc.) und muskuläre (Verkrampfung, Anspannung, etc.) Entspannung kommt es gleichzeitig zu einer seelischen Entspannung und Beruhigung, was die Angst abklingen lässt (vgl. Bühlmann, 2015, S. 96).

Zur Entspannung können Musik oder Meditation unterstützend angewendet werden. Beruhigende Musik wie Streicherklänge oder Piano haben eine entspannende Wirkung auf den Körper. Die Stresshormone Adrenalin und Noradrenalin werden nachweislich blockiert. Durch diese Blockade sinken Herzfrequenz und Blutdruck (vgl. Reith, 2013, S.35).

Eine weitere Möglichkeit zur Entspannung ist die atemstimulierende Einreibung der basalen Stimulation. Beruhigungstees oder Atemübungen wie die kontrollierte Bauchatmung können ebenfalls helfen.

2.2.6.1 Atemstimulierende Einreibung (ASE)

Die atemstimulierende Einreibung ist eine Form der basalen Stimulation. Bei Unruhe weisen die Betroffenen oft eine oberflächliche Atmung auf. Dies führt dazu, dass der Atem nicht mehr tief eindringt und die Lunge nicht ausreichend belüftet wird. Wenig Luft zu haben bedeutet auch weniger Kraft zu haben. Die fehlende Kraft führt direkt zu einer verminderten Aktivität.

Das Ziel der ASE ist es, den Betroffenen zu einer gleichmässigen, ruhigen und tiefen Atmung zu verhelfen. Es gibt keine bekannten Kontraindikationen der ASE, dafür ist sie bei verschiedenen Betroffenengruppen indiziert. Dazu gehören Patienten und Patientinnen vor einer Operation oder nach Erhalt einer schwerwiegenden Diagnose, mit Einschlafstörungen, Schmerzpatienten und viele weitere. Um die Einreibung sinnvoll durchführen zu können, ist es wichtig, dass sich die Pflegefachperson selber auf die Massnahme einlassen kann. Störungen müssen vermieden und genug passende Zeit eingeplant werden.

Die ASE wird ohne Handschuhe und mit warmen Händen durchgeführt. Der Rücken des Patienten oder der Patientin muss frei zugänglich sein. Der Patient oder die Patientin sitzt bequem an der Bettkante oder auf dem Stuhl oder sie liegt. Es wird eine möglichst unparfümierte Lotion verwendet. Diese wird gleichmässig mit den Handflächen auf dem Rücken verteilt, beginnend beim Nacken.

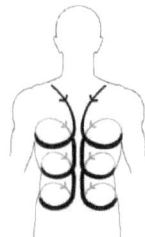

Gleichzeitig werden die Hände mit kreisenden Bewegungen vom Nacken bis zum Steissbein geführt. Dabei sollten die Seiten des Brustkorbes miteinbezogen werden. Die Hände sollten nie gleichzeitig vom Körper entfernt werden. Ein leichter Druck sollte ausgeübt werden, um gezielte Impulse zu setzen. Sehr wichtig bei der ASE ist die Atmung. Die kreisenden Bewegungen sollten synchron zum Atemrhythmus der Pflegefachperson durchgeführt werden.

Einreibungsverlauf der ASE, Bienstein & Fröhlich, 2012, S. 183

Ist die Pflegefachperson am Ende der Behandlung beim Steissbein angelangt, beginnt die ASE wieder beim Nacken. Die Durchführung dauert circa 5-8 Wiederholungen (vgl. Bienstein & Fröhlich, 2012, S. 180-185).

2.3 Machtlosigkeit

Ein weiteres Thema dieser Arbeit ist die Machtlosigkeit. Diese trifft ebenfalls auf den paradigmatischen Fall und auf die Situation von Fr. J. zu.

2.3.1 Definition

«Machtlosigkeit ist die Wahrnehmung, dass das eigene Handeln keinen Einfluss auf die aktuelle oder zukünftige Situation oder auf ein aktuelles oder zukünftiges Geschehen hat. Diese Wahrnehmung fehlender Kontrolle kann schwerwiegende Auswirkungen auf die Betroffenen haben und birgt das Risiko, dass sich ein Zustand von Apathie und Hoffnungslosigkeit bildet» (Abderhalden, 2011, S. 797).

2.3.2 Bestimmende Merkmale

Nach dem Pflegediagnose Buch werden die bestimmenden Merkmale in leichte, mässige und schwere Machtlosigkeit unterteilt. Die Merkmale zeigen sich unterschiedlich.

Merkmale	Leichte Machtlosigkeit	Mässige Machtlosigkeit	Schwere Machtlosigkeit
Subjektive	• Äusserungen von Unsicherheit angesichts schwankender Energielevels	• Zweifel am Rollenverhalten • Groll, Wut • Berichtet von Entfremdung • Frustration darüber, nicht in der Lage zu sein, frühere Aktivitäten (Aufgaben) auszuführen und wahrzunehmen	• Depression • Unzureichendes Gefühl der Kontrolle
Objektive	• Passivität	• Unzureichende Partizipation • Schamgefühl/ Schuldgefühl • Entfremdung • Abhängigkeit	• Apathie: Rückzug, Resignation, Weinen

(Doenges et al., 2018, S. 646)

2.3.3 Einflussfaktoren

Es gibt verschiedene Einflussfaktoren auf die Machtlosigkeit. Einflussfaktoren können zum Beispiel komplexe Therapiebeginne, der Verlust der Privatsphäre oder unzureichende zwischenmenschliche Interaktionen sein. Weitere Faktoren werden unterteilt in pathophysiologische-, situative-, entwicklungsbezogene- und sozial interaktive Einflussfaktoren.

Pathophysiologische Einflussfaktoren	Situative Einflussfaktoren
• Die Unfähigkeit, bestimmte Rollen zu erfüllen	• Fehlendes Wissen, fehlende Kenntnisse
Entwicklungsbezogene Einflussfaktoren	**Sozial interaktive Einflussfaktoren**
• Ein Gefühl des Kontrollverlusts und Einschränkungen des gewohnten Lebensstils	• Keine Erklärungen über Massnahmen

(Doenges et al., 2018, S. 645-646)

2.3.4 Machtressourcen & Kontrolle

Zum Thema Macht & Kontrolle gibt es nach Miller verschiedene Machtressourcen.

- Physische Stärke und Kraftreserven
- Psychisches Durchhaltevermögen
- Soziale Unterstützung
- Positives Selbstkonzept und Selbstachtung
- Energie
- Wissen
- Motivation oder Glauben
- Hoffnung

Ebenfalls unterscheidet Miller drei verschiedene Formen der Kontrolle.

2.3.4.1 Kognitive Kontrolle

Sie beschreibt die Möglichkeit, Ereignisse und die eigene aktuelle Situation zu verstehen, zu deuten und als kontrollierbar zu beurteilen.

2.3.4.2 Entscheidungskontrolle

Beschreibt die wahrgenommene Möglichkeit, zwischen verschiedenen Alternativen zu wählen.

2.3.4.3 Verhaltenskontrolle

Beschreibt die Möglichkeit, die aktuelle Situation beziehungsweise die unmittelbare Umgebung handelnd zu beeinflussen oder zu ändern (Miller, zitiert in Abderhalden, 2011, S. 798).

2.3.5 Massnahmen
2.3.5.1 Modifikation der Pflegeumgebung

Es gibt viele Möglichkeiten, die Umgebung möglichst gut an den Patienten oder die Patientin anzupassen. Dazu gehört u.a. das Vermeiden von Situationen, die das Gefühl der Machtlosigkeit verstärken. Machtlosigkeit kann entstehen, wenn Pflegefachpersonal und Patient oder Patientin unterschiedliche Sprachen sprechen, oder wenn der Patient oder die Patientin ein Wissensdefizit aufgrund fehlender Informationen hat. Angehörigen die Gelegenheit geben, an der Betreuung mitzuwirken, kann sehr hilfreich sein. Weitere

Massnahmen sind der Erhalt der Privatsphäre, das Minimieren von Einschränkungen oder die Möglichkeit von Erfolgserlebnissen schaffen.

2.3.5.2 Unterstützung beim Treffen von Entscheidungen

Hierzu gehört das Akzeptieren von Entscheidungen des Patienten oder der Patientin, das Einräumen von möglichst viel Entscheidungsfreiheit gegenüber dem Patienten oder der Patientin und das gemeinsame Setzen von erreichbaren Nahzielen. Was ebenfalls hilft, ist die positive Kommunikation. Dies umfasst das Ansprechen von Möglichkeiten und Ressourcen anstelle von Problemen und Einschränkungen.

Zudem ist es wichtig, den Patienten oder die Patientin selbst entscheiden zu lassen, wieviel Information er/sie erhalten will oder was er/sie lernen möchte.

2.3.5.3 Förderung des Verbalisierens von Gefühlen

Damit ist gemeint, dass die Betroffenen eine direkte Bezugsperson haben. Das aktive Zuhören und das Ermutigen der Patienten und Patientinnen, jene Bereiche zu identifizieren, in denen sie sich machtlos fühlen, und diese Machtlosigkeit zu thematisieren, sind wichtige Elemente dieser Förderung.

2.3.5.4 Anwendung von Techniken der Verhaltensmodifikation

Hier werden die Betroffenen angeleitet, Tabellen und Skalen zu führen, um ihr Verhalten oder Empfinden zu visualisieren. Zudem können gemeinsam Belohnungen oder Verstärker für Fortschritte der Verhaltensänderungen gefunden werden.

2.3.5.5 Erhöhung der Sensibilität

Diese Massnahmen zielen auf Mitglieder des Pflegepersonals und nahestehende Personen der Betroffenen. Hier ist es wichtig, den Angehörigen die Bedeutung ihrer Reaktionen und ihres Verhaltens zu erklären und mit ihnen Bereiche zu identifizieren, in denen die Betroffenen selber entscheiden und Verantwortung übernehmen können.

2.3.5.6 Anleitung und Vermittlung von Kenntnissen

Hier kann dem Patienten oder der Patientin Informationsmaterial wie z.B. Broschüren abgegeben werden. Zusätzlich ist es hilfreich, die Betroffenen zu ermutigen, Fragen zu stellen. Weitere Massnahmen sind die frühzeitige Information, Ankündigung oder Erläuterung bei geplanten Änderungen.

2.3.5.7 Vermittlung von Techniken zur besseren Selbstbehauptung/ Interessenvertretung

Mit dem Patienten oder der Patientin werden Problemlösestrategien geübt, und sie werden dazu ermutigt, Verhaltensalternativen auszuprobieren.

2.3.5.8 Aufrechterhaltung des wiedererlangten Kontrollgefühls

Die letzte Massnahme, die erläutert wird, zielt auf die Integration der erworbenen Verhaltensweisen in das Alltagsleben der Patienten und Patientinnen (vgl. Butcher & Kirkpatrick, zitiert in Abderhalden, 2011, S. 803-805).

2.4 Coping

2.4.1 Definition

«Unter Coping werden Reaktionen auf äussere und/oder innere Anforderungen verstanden, die als belastend oder die Ressourcen einer Person übersteigend beurteilt werden; Coping ist ein Prozess wechselnder kognitiver und verhaltensbezogener Anstrengungen im Umgang mit den Anforderungen» (Lazarus & Folkman, zitiert in Abderhalden, 2011, S. 682-683).

2.4.2 Formen

Es gibt verschiedene Formen der Copingstrategien. Nach den Berner Bewältigungsformen werden sie unterteilt in handlungsbezogene, kognitionsbezogene und emotionsbezogene Bewältigungsformen (vgl. Abderhalden, 2011, S.685).

Handlungsbezogene Bewältigungsformen	Kognitionsbezogene Bewältigungsformen	Emotionsbezogene Bewältigungsformen
• Konstruktive Aktivität	• Ablenken	• Hadern/Selbstbedauern
• Aktives Vermeiden	• Akzeptieren	• Emotionale Entlastung
• Ablenkendes Anpacken	• Problemanalyse	• Isolieren/Unterdrücken

2.4.3 Wirksamkeit

Die langfristige Wirksamkeit der Copingstrategien ist umstritten. Es gibt Strategien, die im Moment helfen, längerfristig jedoch unwirksam sind. Die Wirksamkeit ist ebenfalls davon abhängig, um welches Problem es sich handelt. Bei den Copingstrategien stellt sich die Frage, ob das Ziel eine subjektive Entlastung oder eine objektive Lösung des Problems ist (vgl. Abderhalden, 2011, S.687).

3 Begründung der verwendeten Literatur

Ich nutzte verschiedene Literatur, darunter Bücher und Zeitschriften. Bei den Zeitschriften überflog ich zuerst den Artikel, um zu sehen, ob dieser überhaupt zu meiner Arbeit passt, oder ich die daraus verwendbaren Informationen bereits hatte. Ich achtete auch darauf, aus welchem Jahr der Artikel resp. die Zeitschrift ist. Meine verwendeten Zeitschriften erschienen alle zwischen 2013 und 2018. Bei den Autoren achtete ich auf ihren Beruf, und ob sie bereits andere Artikel veröffentlicht hatten. Keiner der Autoren war mir bekannt, aber jeder hatte mehrere Veröffentlichungen und war teilweise selbst in der Medizin oder der Pflege tätig. Die Bücher handelten alle von der Angst. Sie hatten alle einen psychologischen Hintergrund, weshalb ich sehr viele Informationen zu Massnahmen, Ursachen, Risiken, etc. entnehmen konnte.

Viele der Zeitschriften enthielten Massnahmen oder die Sicht aus der Anästhesiepflege, die ebenfalls stark mit dem Thema der Angst konfrontiert ist. Einzelne Massnahmen lassen sich auf der stationären Pflegeabteilungen umsetzen, viele sind auf die Operation und Anästhesie ausgerichtet.

Das Internet verwendete ich als letzten Informationslieferanten. Dort achtete ich auf die Aktualität der Website, auf die Organisationen oder die Autoren. Ich verwendete wenig Internetquellen, da viele davon Informationen enthielten, die ich bereits aus den Büchern und Zeitschriften gewonnen hatte.

4 Lösungsansätze in Bezug auf den paradigmatischen Fall

Mein Ziel dieser Bearbeitung war, jeweils drei Massnahmen sowohl für Pflegefachpersonen als auch für die Patientin meines paradigmatischen Falles in Bezug auf das Thema «Angst» zu finden. Diese werde ich in diesem Kapitel aufzählen und erläutern. Viele der Massnahmen waren auf die Anästhesiepflege ausgelegt. Diese Funktion ist ebenfalls mit dem Thema «Angst» konfrontiert.

4.1 Pflege

Die Interventionen, für die ich mich entschieden habe, liste ich hier in der Reihenfolge meiner Einschätzung ihrer Relevanz auf.

1. Ansprechen, beruhigen, informieren
2. Assessment
3. ASE

4.1.1 Ansprechen, beruhigen, informieren

Den grössten Mehrwert erkenne ich bei der Intervention ansprechen, beruhigen und informieren. Dies beinhaltet aus der Sicht der Pflege das Erkennen der Angst beim Patienten oder der Patientin, was meinem Fallbeispiel entspricht. Mit dem Ansprechen soll auf verbalen Weg versucht werden, den Auslöser der Angst zu identifizieren. Darauf soll ebenfalls mit Worten versucht werden, den Patienten oder die Patientin zu beruhigen.

Ich weiss nicht, ob die Patientin von sich aus auf das Pflegepersonal zu gegangen war und die Angst geäussert hatte, oder ob das Pflegepersonal sie darauf angesprochen hatte. Als ich sie in den OP-Saal begleitete, war ihre Angst für mich sicht- und spürbar. Sie äusserte diese nicht von sich aus, weshalb ein Ansprechen der Wahrnehmung aus Sicht der Pflegefachpersonen sehr wichtig ist.

Bei Frau J. wurde der Operationstermin übers Wochenende verschoben. Ich weiss den genauen Grund nicht, aber ich vermute, dass Notfälle dafür verantwortlich waren. Da bei Frau J. keine Komplikation wie z.B. Krankheiten vorhanden waren, kann der Verschiebungsgrund nicht bei ihr liegen. Mir ist unbekannt, ob Frau J. den Grund der Verschiebung kannte.

Mit dem Informieren lässt sich die Angst sowohl bei Patient oder Patientin als auch bei deren Angehörigen vermindern. Oft kann die fehlende Information bei Angehörigen zu Angst führen, was sich durch Reaktionen und Verhaltensweisen wieder auf die Patienten oder Patientinnen auswirken kann.

4.1.2 Assessments

Die Assessments zur Angstmessung sind mir neu. Ich finde diese Instrumente sehr hilfreich. Mit ihnen lässt sich die Angst des Patienten oder der Patientin visualisieren und damit greifbarer machen. Die Angst ist ein individuelles Gefühl, weshalb «Angst haben» von jedem Individuum unterschiedlich wahrgenommen wird. Angst hat viele Ausprägungen.

Ich denke, die Visuelle Analog Skala ist für eine Chirurgie Station am besten geeignet. Diese Skalen lassen sich leicht in den Taschen der Arbeitskleidung mittragen, und sie benötigen keinen grossen Zeitaufwand zum Ausfüllen und Evaluieren. Durch das Assessment kann zeitnah abgeklärt werden, ob Interventionen geplant werden müssen, oder ob bereits durchgeführte Interventionen Wirkung zeigen.

4.1.3 ASE

Die dritte Intervention, die ich für die Pflegefachperson auswähle, ist die Atemstimulierende Einreibung der basalen Stimulation. Die ASE habe ich bereits mehrmals an Patienten und Patientinnen durchgeführt. Sie wurde immer als wohltuend empfunden. Frau J. musste nach dem Mittagessen in die OP gebracht werden. Die Patienten und Patientinnen müssen sich je nach Zeitpunkt der Operation mit Lifoscrub, einer desinfizierenden Waschlotion, duschen. Danach dürfen sie keine Creme oder Salben mehr einreiben. Ist der Termin am Morgen, duschen sie am Vorabend, ist der Termin am Nachmittag, duschen sie am Vorabend und am Morgen. Die ASE benötigt ca. 5-10 Minuten.

Ein guter Zeitpunkt für eine ASE wäre am Tag zuvor im Spätdienst bei der Abendpflege gewesen. Hier kann zur Unterstützung zudem eine Aromapflege mit beruhigenden Düften miteinbezogen werden, um den Schlaf des Patienten oder der Patientin zu fördern.

Weil Patienten und Patientinnen morgens sobald wie möglich für die Operation bereit sein müssen, ist eine ASE im Frühdienst meist eher sinnlos, da Umstellungen den OP-Plan variieren können.

4.1.4 Weiteres

Die präoperative Pflegevisite finde ich eine gute Idee. Die Betroffenen lernen das betreuende Anästhesie Personal kennen und können mit ihnen Fragen klären. Diese Nähe hat einen positiven Einfluss auf die Minderung der Ängste.

Diese Massnahme habe ich bewusst nicht gewählt. Beim Eintrittstag kommen bei uns bereits viele Personen zu den «Visiten». Als erstes kommt in der Regel eine Pflegefachperson der Station, die den Eintritt durchführt. Im Verlauf des Nachmittags kommen der Dienstarzt, die Physiotherapie und der Anästhesie Arzt vorbei. Somit hat der Patient oder die Patientin verschiedene Möglichkeiten, Unsicherheiten und Fragen zu klären.

Bei den Patienten und Patientinnen, die postoperativ auf die Intensivpflegestation (IPS) verlegt werden, wie z.B. Frau J., gibt es je nach zeitlichem Freiraum der IPS die Möglichkeit, ein sogenanntes IPS-Gespräch durchzuführen. Dies bedeutet, dass sich die Patienten und Patientinnen die IPS und die Zimmer ansehen und ihre Fragen klären können. Zudem lernen sie das Personal kennen. Das Ziel auch dieser Handlung ist die Vermittlung von Sicherheit und die Reduktion von Ängsten bei den Patienten und Patientinnen, damit sie entspannter und mit weniger Sorgen und Ängsten in die OP gehen können.

Da IPS-Gespräche immer im Spätdienst stattfinden, weiss ich nicht, ob Frau J. diese Möglichkeit hatte oder den Wunsch danach geäussert hatte.

4.2 Patientin

Die von mir für Frau J. ausgewählten Massnahmen liste ich ebenfalls auf. Hier jedoch nicht hierarchisch, da diese Massnahmen, die ihr aus meiner Sicht helfen, weder Reihenfolge noch Ablauf benötigen.

- Ablenkung
- Musikhören
- Entspannungstechniken (Atemübungen)

Frau J. war knapp über 60 Jahre alt und selbstständig mobil. Sie war in einem Viererzimmer untergebracht und hatte weitere Patientinnen neben sich, mit denen sie sich austauschte. Die Patientinnen in ihrem Zimmer hatten den Eingriff bereits hinter sich.

Ich denke, der Austausch mit Zimmergenossen wirkt sich positiv auf das Angstniveau aus. Die positiven Erfahrungen der anderen Patientinnen können viel zur Beruhigung beitragen. Zimmernachbarn fühlen sich durch das ähnliche Schicksal näher zueinander hingezogen und stehen aus meiner Sicht in engerem Kontakt untereinander als eine betreuende Pflegefachperson.

Unter Ablenkung verstehe ich auch das Verlassen der Station, wenn immer dies möglich ist. Ein Besuch des Cafés zusammen mit den besuchenden Angehörigen oder allein oder einige Schritte draussen an der frischen Luft helfen, die Gedanken vom Klinikaufenthalt weg auf andere Themen zu lenken. Vielleicht wäre es auch möglich gewesen, Frau J. über das Wochenende nach Hause zu schicken und sie am Abend vor dem Eingriffstag wieder eintreten zu lassen. Damit hätte sie das Wochenende in ihrer gewohnten Umgebung verbringen können.

Musik hören habe ich als weitere Massnahme gewählt. Die meisten unserer Patienten und Patientinnen besitzen ein Handy mit Internetzugang. Alle Nachttische verfügen über einen kleinen Bildschirm, über den entweder ferngesehen oder Radio gehört werden kann. Entspannende Musik ist am Abend zum Einschlafen oder um typische Klinikgeräusche zu überdecken hilfreich und trägt zur Beruhigung und zum leichteren Einschlafen bei.

Entspannungstechniken können vom Pflegepersonal vermittelt oder mit Internetzugang leicht Online gefunden werden. Frau J. war aufgrund ihrer Aufregung hyperton. Mit einer passenden Atemübung kann die Atemfrequenz gesenkt und damit der Blutdruck gesenkt werden. Ich fand in der Literatur keine spezifische Atemübung. Meiner Meinung nach ist die Lippenbremse in solchen Situationen hilfreich, da diese die Atemfrequenz senkt und auch bei Dyspnoe eingesetzt wird.

5 Reflexion

5.1 Reflexion des Lernprozesses

5.1.1 Ausgangslage

Meine Aufgabe war, auf meiner Station einen passenden Fall für meine Diplomarbeit zu finden. Dieser musste mit einem Phänomen zusammenhängen, das oft auftritt. In meinem Fall war das Phänomen die Angst.

Der nächste Schritt war das Erstellen der Disposition. Darin formulierte ich meinen paradigmatischen Fall sowie die Problem- und Fragestellung dazu. Ebenfalls enthielt die Disposition meine Ziele, mein Vorgehen und meine Auflistung der Literatur, die ich verwenden wollte. Die Disposition schickte ich im Voraus an meine Prüfungsexpertin und setzte einen Besprechungstermin.

Nach dem Dispositionsgespräch überarbeitete ich die Disposition. Jetzt konnte ich mit der Diplomarbeit beginnen.

5.1.2 Zielsetzung
Drei Ziele hatte ich:

- Neues lernen
- Massnahmen kennenlernen
- Kontinuierliches Arbeiten

Ich wollte mehr über die präoperative Angst lernen. Das war mein persönliches Ziel.

Ebenfalls wollte ich Massnahmen finden, die ich einerseits als Pflegefachperson auf der Station umsetzen, oder die ich andererseits den Patienten und Patientinnen in analogen Situationen empfehlen kann.

Ein organisatorisches Ziel dieser Arbeit war für mich der Abschluss der Arbeit bis Ende Dezember. Damit wollte ich mir genügend Pufferzeit schaffen, um die Arbeit für eine Zweitmeinung weiterzugeben und um danach genügend Zeit vor der Abgabe zu haben, allfällige Änderungen einzubauen.

5.1.3 Vorgehensweise

Am Tag des Dispositionsgespräches ging ich bereits vorgängig in die Bibliothek. Dort suchte ich Bücher und Fachzeitschriften, die ich würde verwenden können. Die Fachzeitschriften las ich zu Hause durch und markierte die wichtigsten Stellen. Bei den Büchern studierte ich das Inhaltsverzeichnis und markierte die verwendbaren Buchseiten mit farbigen Klebestreifen.

Um beim Quellenverzeichnis keine Verwirrung zu bekommen, schrieb ich die Quelle des Buches, das ich verwendete, bereits hin.

Beim Schreiben der Arbeit ging ich von Literatur zu Literatur. Damit bewegte ich mich dauernd von einem Thema zum andern. Der Vorteil dieser Arbeitsweise ist, zuerst eine Quelle fertig zu verarbeiten und dann zur nächsten zu gehen. Mir hat diese Vorgehensweise Struktur in meiner Arbeit gegeben.

Am Ende der Arbeit las ich die ganze Arbeit nochmals durch, brachte letzte Korrekturen an. Schliesslich gab ich die Arbeit meinem Vater zur Zweitmeinung, zum Durchlesen und zur Korrektur.

5.1.4 Ergebnis

Durch die Arbeit konnte ich mich vertieft mit dem Thema «Angst» auseinandersetzen. Obwohl die Angst vor allem aufgrund der Operationen auch ein Chirurgie-Thema ist, wird sie aus meiner Sicht mehr in den psychiatrischen Fachbereichen als in der Chirurgie behandelt. Innerhalb des Themas Angst vertiefte ich mich weiter in die Themen Coping und Machtlosigkeit.

Eine zu grosse oder starke Angst hat einen negativen Einfluss auf den Genesungsprozess und führt zu vermehrter Einnahme schmerzlindernder Medikamente. Dies ist eine neue Erkenntnis für mich. Zudem zeigte mir diese Arbeit, dass kleine Interventionen eine grosse Wirkung haben können. Eine kleine Intervention wie die basale Stimulation kann das Wohlbefinden der Patienten und Patientinnen erhöhen und einen wesentlichen Beitrag zu deren Genesungsprozess beitragen.

Ich kannte bis jetzt die Assessments zur Angstmessung nicht. Dank dieser Arbeit lernte ich sie kennen und schätzen. Ein weiteres Thema, dessen Wichtigkeit mir im Zusammenhang mit dem Thema klar geworden ist, ist die Information. Diese hat einen sehr grossen Einfluss auf die Angst, sowohl im positiven als auch im negativen Sinn.

Mit meinen Ergebnissen habe ich meine persönlichen Lernziele erreicht. Ich habe Neues gelernt, kenne mehr Massnahmen und Möglichkeiten gegen die Angst und weiss sie auf der Station umzusetzen. Meine Arbeit habe ich trotz teils widriger Umstände termingerecht geschrieben und abgeschlossen.

5.1.5 Persönliches Erleben

Die Arbeit war sehr zeitaufwändig. Sehr oft hatte ich nach den Arbeitstagen und aus persönlichen Gründen wenig bis gar keine Motivation, noch an meinem Thema zu arbeiten. Anfänglich hatte ich Mühe zu starten, da ich nicht genau wusste, wie oder wo ich beginnen sollte. Mit der Zeit verlief die Arbeit reibungslos, und ich fühlte mich sicher.

5.1.6 Bewertung des Vorgehens

Mein Vorgehen war effektiv und effizient.

Effektiv, weil mein gewähltes Thema für meine Arbeit auf der Station wichtig ist und mir die Auseinandersetzung damit viel Mehrwert gebracht hat.

Effizient, weil ich meiner Planung gefolgt bin, jederzeit wusste, was der Stand meiner Arbeit ist, der Umfang im geforderten Bereich liegt, und ich zum geplanten Zeitpunkt fertig wurde.

Mit meinem Ergebnis bin ich zufrieden. Auf einer Zufriedenheits-Skala von 1 bis 10 gebe ich mir eine 7.

5.1.7 Folgerungen für künftige Lernprozesse

Wir waren zwei Studierende mit demselben Thema. Bei den Fachzeitschriften konnten wir die Fotos austauschen, jedoch musste ich bei der Ausleihe der Bücher auf deren Verfügbarkeit warten. Nächstesmal wäre es sinnvoller, aktiv zu bleiben und sich die Buchseiten kopieren zu lassen, anstatt zu warten. Ansonsten würde ich an meinem Arbeitsprozess keine Veränderungen vornehmen.

Frühzeitig beginnen lohnt sich. Ebenfalls von Vorteil ist die Verwendung von viel Literatur, selbst wenn am Ende nicht alles gebraucht wird.

5.2 Schlussfolgerungen für den zukünftigen Pflegealltag und die Rolle als diplomierte Pflegefachperson HF

Die präoperative Aufenthaltszeit der Patienten und Patientinnen ist in der Regel relativ kurz. Meistens treten sie am Vortag auf unserer Station ein oder der Eintritt erfolgt über die Tagesklinik, so dass sie kaum eine Möglichkeit haben, sich auf unserer Station einzuleben. Am wichtigsten ist es als Pflegefachperson, die Betroffenen darauf anzusprechen, da diese nicht immer von sich aus auf uns zugehen. Ebenfalls ist es wichtig, deren Angst nicht zu bagatellisieren, da die Betroffen sich ansonsten nicht ernst genommen fühlen. Dieses Gefühl wiederum kann zu Machtlosigkeit oder Non-Adhärenz führen.

Was ich mit in den Pflegealltag nehme, ist die Tatsache, primär mit meiner eigenen Angst und meinen Unsicherheiten umgehen zu lernen. Es ist wichtig, meine Grenzen zu kennen, da ich als Einzelperson nicht allen Situationen gewachsen sein kann. Aus diesem Grund ist es für eine professionelle Betreuung wichtig, andere Teammitglieder in Prozesse miteinzubeziehen.

Kommunikation und Information sind zentral. Ein Wissensdefizit kann zu Machtlosigkeit führen, falsche oder unzureichende Informationen können bereits bestehende Angst verstärken oder eine Angst auslösen. Informationen mindern das Gefühl der Ohnmacht gegenüber neuen Herausforderungen.

Die Angehörigen sind bei allen angesprochenen Themen ein wichtiger Bestandteil. Beim Thema Angst können die Angehörigen zwar sowohl einen positiven als auch einen negativen Einfluss haben. Es ist trotzdem wichtig, sie miteinzubeziehen.

6 Literaturverzeichnis

6.1 Buch

Doenges, M. E., Moorhouse, M. F. & Murr, A. C. (2018). *Pflegediagnosen und Pflege-massnahmen* (6. üb. u. erw. Aufl.). Bern: Hogrefe.

Bienstein, C. & Fröhlich, A. (2012). *Basale Stimulation.* (7. korrigierte Auflage). Bern: Huber.

Bühlmann, J. (2015). Angst. In S. Käppeli (Hrsg.). *Phänomene im Erleben von Krankheit und Umfeld.* (S. 81-101). Bern: Huber.

Johannssen, C. & Frenzel, J. (2014). Präoperative Angst. In T. Hax-Schoppenhorst & A. Kusserow (Hrsg.). *Das Angst-Buch für Pflege- und Gesundheitsberufe.* (S. 186-187). Bern: Huber.

Abderhalden, C. (2011). Machtlosigkeit & Kontrolle. In D. Sauter, C. Abderhalden, I. Needham & S. Wolff (Hrsg.). *Lehrbuch Psychiatrische Pflege* (S. 803-805)

Abderhalden, C. (2011). Coping. In D. Sauter, C. Abderhalden, I. Needham & S. Wolff (Hrsg.). *Lehrbuch Psychiatrische Pflege* (S. 682-688)

6.2 Fachzeitschriften

Richter, M. T. (2018). Keine Angst vor der Angst. *Die Schwester der Pfleger,*1962 (5), S. 24-28.

Dellaa, C. (2013). Mit weniger Sorgen in den OP. *IM OP*, 2011 (1), S. 38-40.

Reith, B. (2017). Angstfrei vor der Operation. *Paracelsus*, 1994 (3), S.35.

6.3 Internet

Herz- und Diabeteszentrum Nordrhein-Westfalen (2019). *Ängstlichkeit vor der Herz-OP.* Abgerufen am 29.12.2019 von https://www.hdz-nrw.de/fileadmin/downloads/media-thek/Flyer_Psych_%C3%84ngstlichkeit_2019_web.pdf

6.4 Bilder

Bienstein, C. & Fröhlich, A. (2012). *Basale Stimulation* (7. korrigierte Auflage.). Bern: Huber.

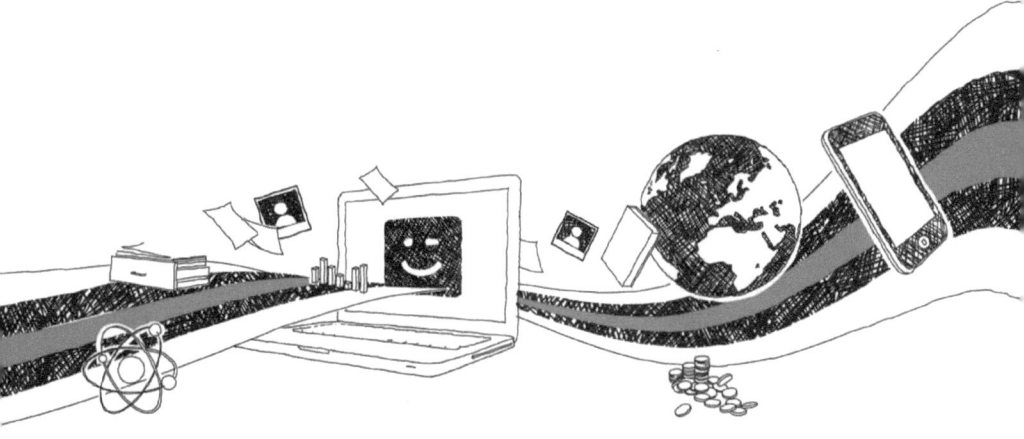
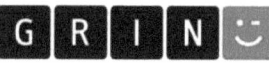